COMO CONTROLÉ MI DIABETES SIN PROPONERMELO

—Un Testimonio Personal.

Por: Kevin Alonso (Ghostwriter)

INDICE

PREFACIO

El testimonio que les voy a relatar a continuación es personal y real. No intento venderte nada, absolutamente nada. Pienso que este conocimiento debería ser gratuito. Pero a fin de alcanzar la mayor exposición posible para llegar a muchas más personas padeciendo esta enfermedad, he decidido contratar un escritor para que dé a conocer mi testimonio personal a través de la web.

Quisiera tener el respaldo científico de los médicos para evaluar mi caso —y quizás muchos de esos otros casos constituidos como milagros— para que puedas corroborar la veracidad de mi testimonio. Pero no lo he podido conseguir porque lamentablemente, ¿A qué médico, o más concretamente, a que farmacéutica le convendría que toda la población mundial sea sana?

¿Acaso no son su negocio nuestras dolencias?

Y, para nuestra mayor desgracia; han encantado a los médicos con su dinero contante y sonante, para hacerlos parte del complot. No es culpa de ellos, estudiaron para eso y confían más en los medicamentos. Las noticias sobre "avances" y descubrimientos de nuevos medicamentos para tratar mejor la enfermedad, proviene de las mismas farmacéuticas que los producen.

No me queda más que relatarte mi historia y mi investigación desde el punto de vista del paciente, elevando una plegaria al cielo para que, podamos coincidir en mucho de lo relatado aquí, porque quizás lo has vivido o lo estarás viviendo en estos momentos, y eso será prueba suficiente para constatar la veracidad de mi relato.

Es imposible que mediante investigaciones periodísticas, o la creatividad de un escritor se pueda obtener un testimonio como este, porque es una vivencia personal. El padecimiento de esta enfermedad conlleva un dolor físico y mental. Solo quienes la padecen lo podrán entender. Pero si conoces un familiar, amigo o vecino que sea diabético tipo II, regálale este testimonio. A quienes no tienen la oportunidad de acceder a la web y hacer sus propias investigaciones, para ellos es dirigido este mensaje.

Relataré lo que sufrí y vencí con este padecimiento desde el fondo de mi corazón, sin línea de tiempo ni un guion elaborado, porque quiero que recibas mi mensaje lo más natural posible, como si me tuvieses frente a ti contándotelo. Es mi mayor deseo que cuides tu salud. Si yo lo he podido lograr, tú también lo puedes hacer.

Te lo explicaré y te acompañaré en todo momento. Por mi agradecimiento a Dios, porque aunque no me lo propuse, sé que su mano poderosa me guio a este momento, y le he prometido compartir este mensaje a la mayor cantidad de personas que padecen esta enfermedad. Por consiguiente, no he reparado en tiempo, costos ni logística para hacer llegar este libro a tus manos.

Si hay algún valor que hayas pagado para obtenerlo, créeme que es lo mínimo que se podía hacer para ponerlo en tus manos, por lo que esa será mi meta inicialmente, luego espero en el Señor darte este testimonio personalmente a través de alguna asociación, charla o evento web acerca del tema.

He creado una página de Facebook:

(www.facebook.com/diabetesdescodificacion)

Para ayudar a todos aquellos que estén pasando por la misma situación para darles apoyo y, lo que es más importante, ánimo para seguir adelante y no desmayar en ningún momento, porque esa será mi misión y propósito en la vida. Los días que quieras a la hora que lo necesites, ahí estaré para apoyarte a la distancia.

Donde pueda, y la mano del Señor Jesucristo me lo permita, seré embajador de este mensaje en donde las condiciones y facilidades para hacerlo me lo permitan para presentarlo personalmente alrededor del mundo sea presencial físicamente o vía web.

EL COMIENZO

Ajeno a la Señales

Espero que lo que me ha ayudado a mí, pueda serlo también para muchas personas alrededor del mundo que están padeciendo esta terrible enfermedad. Tengo 44 años (2019) y estuve con diabetes Tipo II incontrolable durante 6 años, y lo que los médicos llaman "bajo control" durante 2 años.

Lo primero que quiero asegurarme antes de que continúes leyendo este libro, es que si lo lees por curiosidad, solo le servirá de una manera práctica al 5% de los lectores que así lo hagan. Está comprobado científicamente que quien lee recordará una parte de lo leído, pero pronto lo olvidará. Quien lee, toma apuntes, intercambia opiniones, hace consultas, pide o da consejos, ayuda a otros o pide ayuda, enseña lo aprendido; en otras palabras, actualiza constantemente la información que ya posee, logrará desarrollar de modo eficaz lo que ha leído, ponerlo en práctica y obtener resultados positivos.

Es por la razón anterior que te animo a participar en la página de www.facebook.com/diabetesbiodescodificacion que he creado para este fin, y podamos ser una comunidad pujante que puede motivar un cambio a nivel mundial para ayudarnos unos a otros.

Desde el susto inicial —por falta de información— al momento del diagnostico de la enfermedad, pasando por mi recuperación, recaída, desesperanza y depresión, ponerme en control nuevamente y hasta descubrir que mis niveles se estabilizaban milagrosamente, te llevaré por este corto recorrido para explicarte como lo hice (sin proponérmelo), pero es un milagro que tan solo debes activarlo con todo tu ser si te lo propones y estoy seguro que te funcionará.

Solo debemos buscar en el lugar adecuado y pronto estaremos restableciendo todas las conexiones neuronales y emocionales que nos atan a las enfermedades. Quizás estés pensando que tanta gente (como los médicos) no pueden estar equivocados. Pero analiza lo siguiente: ¿Dónde buscarían ellos la solución a tus enfermedades? ¡En su manual medico! Pero ahí no está la raíz de nuestro problema. Es como la analogía siguiente:

"Un hombre ha perdido las llaves de su auto una noche. Un amigo lo ve buscándolas en el suelo, y le pregunta si está seguro que donde las busca las ha perdido. El amigo le señala hacia un lado opuesto de donde las busca y cree haber perdido las llaves y que está totalmente a oscuras. El amigo contrariado le pregunta que si ha perdido las llaves por allá, porque las está buscando ahí. ¡Porque aquí hay luz!— Exclama el amigo". Esa es la realidad. La comunidad médica nunca buscará donde se encuentra la solución, porque sencillamente no pueden ver donde se encuentra.

En las siguientes líneas mediante este testimonio te lo explicaré brevemente.

Mi cuadro de diabetes inició en lo que denominan los médicos prediabetes, donde tus niveles de glucosa en ayunas empiezan a sobrepasar el techo máximo normal de los 110 y comenzará a oscilar entre los 130 a los 160 y contando para arriba a medida que no controles la enfermedad a tiempo.

APRENDIENDO POR EL CAMINO MAS LARGO

Me encontraba manejando fuera de la ciudad en carretera abierta, en una zona costera de mi país a 4 horas de casa. De repente, con un sol hermoso de media tarde, sentí como mi vista perdía claridad y gradualmente empecé a ver oscuro como si la noche apareciera de repente tragándose toda claridad del día. Me sentí mareado y con sueño. Por suerte me acompañaba mi esposa y ella continúo manejando el resto del trayecto por mí.

Dormí el resto del camino en el asiento del pasajero y al llegar a casa descansé todo el resto de la tarde y hasta el día siguiente. Para ese entonces trabajaba en construcción de casas, y recién me incorporaba nuevamente al trabajo después de pasar aproximadamente 3 meses incapacitado por una fractura de mi codo izquierdo.

En ese periodo de tiempo gané un 27% de mi peso corporal. Antes de la fractura pesaba 165 libras (75 kgs.) y al final de mi recuperación pesaba 210 libras (95 kgs.) con una estatura de 1.70 metros y 36 años (2010). Lo único atípico que noté en esta etapa era lo sediento que pasaba, pero lo atribuía al tipo de trabajo que desempeñaba. Obviamente la micción frecuente la atribuía a la toma de mucha agua. Cerraba el círculo así de una explicación racional para todo aquel que insinuase que eso era un síntoma de algo malo. Fue una serie de eventos que se encadenaban unos a otros y que no me permitieron ver las señales de alerta temprana de la diabetes tipo II.

EL SEGUNDO AVISO

Semanas más tarde tuve otro episodio similar al primero. Visión como cuando cae la noche, esa breve transición entre el final del día y comienzo de la noche (no veía borroso, sino que la luz dentro de mis ojos faltaba). Me orillé a un lado de la carretera para reponerme, pero esta vez vomité. Estaba cerca de mi casa, y regresé como pude. Al llegar, me acosté de inmediato porque no aguantaba las ganas de dormir. Era raro, porque yo no me iba a la cama antes de la medianoche, y en esta ocasión ya estaba en cama rendido del sueño a las 6 de la tarde. Mi mamá que vivía conmigo lo notó y, tuvo un presentimiento. Ustedes ya saben las madres.

Me llevó al hospital, y ahí me hicieron los exámenes de rutina. Los niveles de glucosa en mi sangre eran tan altos que no había un aparato en el hospital con la capacidad para dar una lectura de mis niveles. Los médicos creyendo que se trataba de un error de lectura lo hicieron con varios aparatos, pero la lectura era la misma: Error. High. (Cabe mencionar también que mi presión arterial daba error en el aparatito al cual hasta le cambiaron las baterías y daba el mismo mensaje de error). Así que el medico de turno ordenó que me pusieran insulina de la "rápida", la insulina que es transparente. No recuerdo cuantas unidades me inyectaban alternando entre un brazo y otro. Pero después de varias inyecciones y 8 horas con suero, por fin el glucómetro se dignó en arrojar sus primeros números: ¡580 mg/dl!

Este era un mundo nuevo para mí. No estaba muy familiarizado con estos números, pero las enfermeras que me atendían me explicaron que me encontraba en un estado hiperglucémico y la noche anterior me encontraba en un coma diabético. Había escuchado de la diabetes antes por un pariente cercano mío (tío) y lo único que me llamo la atención de su enfermedad es que pasaba de mal humor todo el tiempo. Estaba retirado a sus 66 años y era difícil de tratar. No se me cruzaba por la mente que tal enfermedad podía sufrirla una persona relativamente joven. Pensé que era una enfermedad para gente mayor.

ENCONTRANDOME CON LA DIABETES CARA A CARA

Estaba desesperado por salir de ese hospital. Era un hospital de la red publica y el dormitorio lo compartía con 5 personas más del doble de mi edad y cuadros avanzados de diabetes: dedos amputados del pie (al parecer había una señora que le habían cortado hasta el nivel un poco más de la rodilla, pero no me atreví a indagar más sobre ese caso, ¡me aterraba!), piernas hinchadas, visión borrosa... Estaba asustado, esas personas me parecían sin esperanzas, con muchos achaques y totalmente discapacitados dependiendo de sus familiares económicamente. Mi hijo tenía tres años y me aterraba el futuro que podía proveerle. Para mi la diabetes era la antesala de la muerte, morir por pedacitos mientras te van cortando las extremidades poco a poco para evitar que la enfermedad te engulla como una serpiente a su presa.

Estuve 10 días internado en ese hospital bajo vigilancia permanente y una dieta estricta. Aparte del medico de turno a cargo de la unidad de diabetes del hospital de mi sala, me trataba otro doctor de una clínica privada dirigiendo a un grupo de estudiantes que estaban haciendo su pasantía médica. En los diversos controles que efectuaban ambos equipos, creo que la primera vez que consiguieron bajar mis niveles a unas cuantas unidades por debajo de los 200 mg/dl, salieron a celebrar semejante éxito. Mis niveles no bajaban de 300 mg/dl, siempre andaba entre los 300 y 450 mg/dl. A veces se desesperaban y me inyectaban con todas las variaciones posibles: Con insulina rápida (la transparente), la lenta (la que es como leche), una combinación de ambas, metformina con insulina, etc. Yo les llamaba: "ensalada de insulina"... Pero los niveles no bajaban.

Los médicos me decían que me relajara, que la diabetes era una enfermedad controlable y, que con el debido cuidado y siguiendo el tratamiento medico al pie de la letra, podía vivir incluso más que una persona normal que no estuviese padeciendo de la enfermedad. Yo me les quedaba viendo con ganas de lanzármeles encima y tomarlos por el cuello a ver como era normal que no podían estabilizarme mis niveles de glucosa.

A partir del cuarto día en el hospital los médicos prohibieron a mi familia me llevase frutas, chucherías para diabéticos, incluso comida con bajos índices glicémicos revisada por ellos, porque "sospechaban" que por ahí iban los alimentos de contrabando que me alteraban los niveles de glucosa y era debido a ello que los medicamentos no me surtían efecto. Pasaba hambre. Anhelaba un tan solo trago de soda. Me moría por un mordisco a un Snickers.

Para ese entonces mi esposa se encontraba trabajando fuera del país, así que vivía solo con mi madre y mi pequeño hijo de 4 años, a quien no le permití que me visitara porque no quería que me viera en ese hospital, ni entrara a esa habitación con olor a muerte. Mi familia me apoyaba y prometían hacerse cargo de todas mis cuentas y no me preocupara por el trabajo, que lo importante era mi salud...

COMO REHEN EN EL HOSPITAL

Esos fueron los días más terribles de mi vida, sufrirlos en inactividad total. Ya había pasado un tiempo así de inactivo, casi tres meses cuando me fracturé mi codo, pero en aquel entonces estaba recluido en la habitación de mi casa, con mi hijo correteando por aquí y por allá, con la nevera y los documentales de Natgeo y Discovery Channel a mi entera disposición.

Pero este encierro era diferente. Estresante. En un hospital público de mi país que no es lo mejor que hay. Rodeado de gente que había perdido toda ambición por su vida, quejándose todo el tiempo y hasta compitiendo entre si a ver quien tenia el cuadro mas complicado de diabetes. **El ambiente me estaba matando, no la diabetes.**

Al séptimo día de "control"—encierro para mí—, rogaba a los médicos que me dejaran ir. Les juraba que continuaría el tratamiento por mi cuenta en casa. Y aunque no era capaz ni siquiera de ver una jeringa, me las arreglaría para conseguir quien lo hiciera por mí. Pero los médicos no me querían dejar ir, ni con descargo de responsabilidad porque estaban empecinados en "estabilizarme".

Créanme, para conseguir que me "liberaran" hice todo lo que me dijeron. Me imaginaba en una playa con un hermoso sol, correteando sobre las olas del mar, mientras que de tanto en tanto iba a la palmera más próxima donde tenía mis cervezas y me las tomaba. Puse todo mi esfuerzo, cumplía mis horarios de comidas. Quizás la parte que no cumplía con el plan era que no podía dormir... pero aparte de eso cumplía todo lo demás al pie de la letra, todas sus instrucciones.

El equipo de pasantes universitarios iba cada día después de revisar sus apuntes de la clase, supongo, con nuevos hallazgos, "técnicas" y combinaciones de cocteles insulínicos, pero nada parecía funcionar.

Finalmente, mis deseos se hicieron realidad. Los médicos por fin se rindieron y me dejaron ir con el comentario de que, "para mí, esos niveles de glucosa eran normales". Salí de ese hospital una tarde con 300 mg/dl. Las autoridades del hospital me inscribieron en el "club de la diabetes" al cual debía asistir una vez a la semana para encontrar apoyo moral y sobrellevar mi enfermedad a buen término.

Era requisito para que me subvencionaran la insulina participar en este club. Ni loco llegaría a esas reuniones, el cual rebauticé como el club de la "dolencia y la desesperanza". Tampoco me volvería a poner insulina.

DE NUEVO EN CASA: POR FIN LIBERADO

Salí del hospital y por fin llegué a mi casa donde me encontré con una avalancha de recetas, remedios caseros y la recriminación general de familiares y amigos del porque me había dejado "poner insulina", que ahora si ya se me había complicado la situación... la percepción general de la gente en cuanto a esta enfermedad, es de que si el tratamiento es con la pastilla (metformina) es menos grave, y si el tratamiento es con la insulina... es grave... Y, una vez te pones la insulina, eres insulino-dependiente para siempre. No seguí el tratamiento del hospital, sino que intentaba cualquier cosa que según amigos y familiares había ayudado a otras personas en mi situación.

Lo único bueno que me traje al salir del hospital fue la tarjetita de presentación del medico con el grupo de pasantes que me atendió cuando estuve internado, y que me invitó a su clínica privada para que continuase con el tratamiento. Claro, pagando las consultas.

PONIENDOME EN CONTROL NUEVAMENTE

Después de unos meses —en completo estado de negación— y después de sentirme mal todo el tiempo (sin dormir bien porque me levantaba a cada hora para ir al baño, beber agua, luego regresar al baño y así sucesivamente todas las noches) decidí continuar el tratamiento con este médico en su consultorio privado.

Con su tratamiento continúe evadiendo inyectarme insulina por alrededor de 1 año, pero a cambio tomaba 7 pastillas diariamente incluyendo la metformina. Estas pastillas (las cuales incluían para la presión arterial, triglicéridos, etc, etc) se estaban comiendo mi estomago... bajé de peso, inclusive menor al promedio que tenia antes de fracturarme (165 Lbs/75 kgs) pero era un bajo peso enfermizo... Se me notaba enfermo.

Como mi trabajo ahora era en casa (trabajaba en programas de afiliación por internet) aproveché para investigar como curar la diabetes naturalmente. Compré literalmente cientos de dólares en libros y videos que prometían una y otra cosa para "revertir" la diabetes naturalmente, pero lo que encontré fue casi lo mismo o textos similares con distintas portadas o audios.

Lo mas rescatable de toda esa inversión son un par de frutas y productos, los cuales me funcionaron por un tiempo siempre y cuando estuviese bajo control y en mi propia casa... medio me saliera del programa a causa de alguna actividad o un trabajo particular, ya no me funcionaban.

Te describiré a continuación estos productos y una de las técnicas, tal como mi escritor lo redactó después de brindarle la información pertinente, para que, si este es tu caso y puedes lograr controlar tu diabetes con estos productos naturales al alcance de todos, pues lo hagas. Luego te sigo comentando mi historia.

PRODUCTOS NATURALES QUE FUNCIONAN

Melon Amargo (bitter melón)

De la medicina tradicional china tenemos a este campeón que lo puedes encontrar también con los siguientes nombres: pepino amargo, calabaza amarga, Ampalaya, Karela, Pavel, Kaippa, Parkai, Pere, Goya, Ku Gua, Karavilla, Cerass y bittermelon.

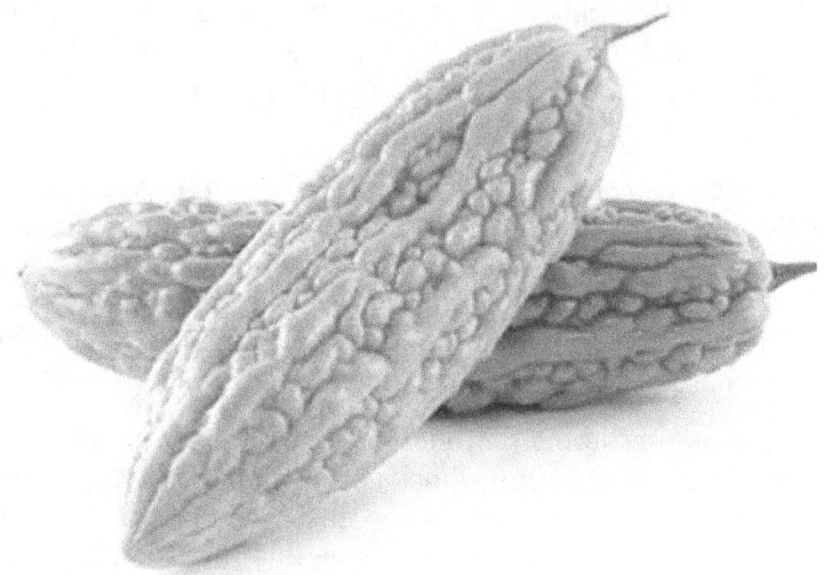

De color verde, piel rugosa y en forma de pepino es una de las mejores frutas que te ayudará a controlar tus niveles de glucosa en la sangre.

Fruta o vegetal, como su nombre lo indica es un melón, pero amargo.

Común en Asia y Sur América también en algunas regiones del Caribe. Hay dos variedades, principalmente que se distinguen por su tamaño: Una variedad de hasta 20 cms de largo y otra de unos 10 cms.

Difícil comerlo normalmente por su sabor amargo, en India lo suelen preparar con papas y yogur; en Indonesia lo cuecen con leche de coco; los vietnamitas lo preparan en sopa, con camarones o gambas. **Los chinos lo saltean con tiras de carne de cerdo, lo preparan en sopa o como té.**

En Okinawa es muy famoso un potaje conocido como Champuru, donde se combina con tofu, huevo y carne de cerdo o pescado. También forma parte de los platos típicos de Nepal y Pakistán.

También puedes buscar en la red: recetas con melón amargo

Aparte de sus múltiples beneficios para la salud, **su jugo es muy usado por la medicina popular china y la medicina natural tradicional, por sus efectos antibióticos, anticancerígenos, antivirales y equilibrantes.**

Y en el caso que nos concierne; contiene un componente hipoglucémico que ayuda a regular tus niveles de glucosa en la sangre. Si no encuentras la fruta fresca; intenta en su presentación de deshidratado, en cápsulas o en polvo, ya que encontrarlo de forma natural en nuestros países es muy difícil.

Precauciones: No consumir más de dos onzas de Melón Amargo o más de 2 frutas en un día. Comerlo en exceso puede causarte dolores de estómago y diarrea. Si ya estás tomando medicamentos para controlar tu diabetes consulta con tu doctor. Mujeres embarazadas deben evitar su excesivo consumo ya que puede estimular el útero y precipitar la labor de parto.

Café con Ganoderma (ganoderma coffee)

Continuando con la medicina tradicional China, la Hierba Rey, o medicina espiritual como le llamaban los emperadores de la antigua China y que ha sido usada por más de 4,000 años, este hongo rojo cuyo nombre científico es **Ganoderma Lucidium** fue considerado como el elixir de la inmortalidad... más valioso que el oro incluso en aquellos tiempos.

Altamente beneficioso para el sistema inmunológico. Se dice que cura el cáncer y soporta la quimioterapia. En el tema que nos ocupa ayuda a regular altos niveles de azúcar en la sangre.

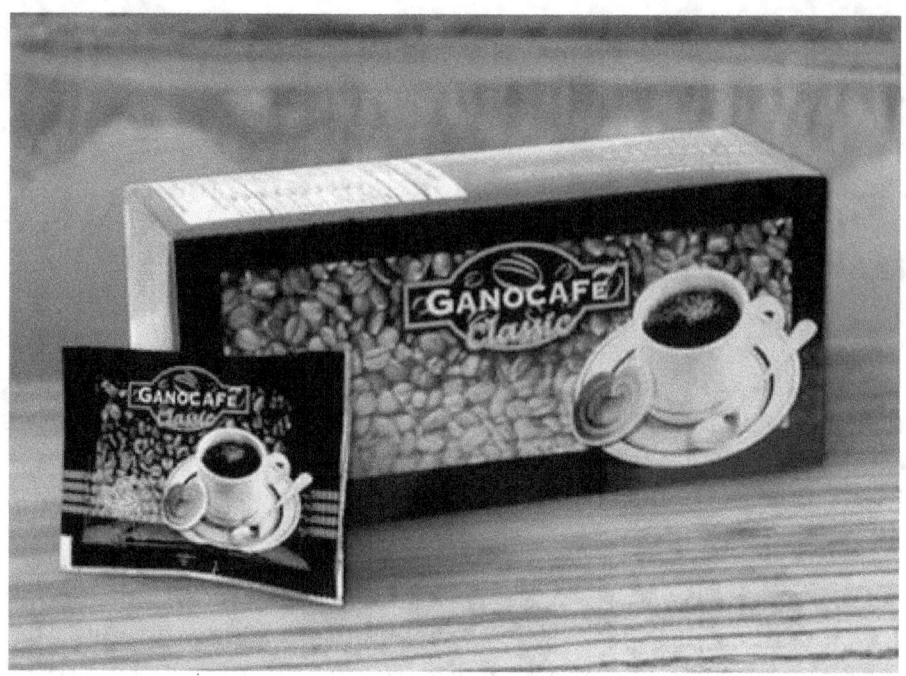

Puedes encontrarlo en ebay, amazon o busca en tu ciudad algún distribuidor de este café, generalmente en los grupos de venta de Facebook ya que es un producto popular de MLM (sistema multinivel de ventas) y su red de distribución se encuentra en muchos países.

Precauciones: Entre sus efectos secundarios, si tomas una taza y no comes, te puede causar mareos. No tomar más de una taza al día. Puedes endulzar con rapadura de dulce de caña o azúcar de dieta. Si ya estás tomando medicamentos para controlar tus niveles de azúcar consulta con tu doctor. Mujeres embarazadas consultar con su doctor.

Activa tu grasa marrón o café (brown fat)

No toda la grasa que produce tu cuerpo es mala. La grasa corporal de nuestro cuerpo es un indicativo de nuestra salud en general. A menor grasa posea, más saludable. Posee 3 tipos: **blanca** (ubicada en la región de la espina dorsal, cervical y alrededor de los órganos) **beige** (ubicada en la cintura y alrededores) y **la grasa marrón**, ubicada en la región de la clavícula y cuello.

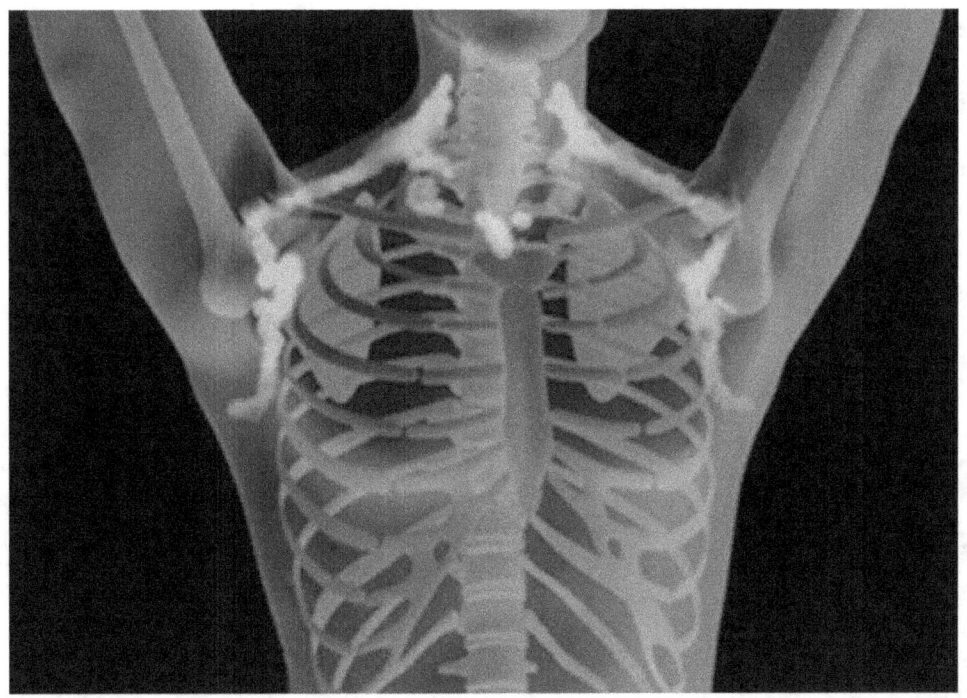

El organismo humano requiere cierta cantidad de **grasa corporal** para mantenerse saludable, pues esta sustancia es importante para regular la temperatura corporal, aportar energía, proteger y aislar a los órganos (como si fuera un colchón), así como para producir hormonas (particularmente en la mujer). Esta grasa color café o marrón es más abundante en animales y recién nacidos y su principal función es generar calor en el cuerpo ayudando a los recién nacidos a regular su temperatura.

Esta grasa genera calor quemando calorías, y por esta razón también ayuda a la pérdida de peso, y a mantener saludable el metabolismo.

Y la parte interesante...

Esta grasa puede ayudarte a regular tus niveles de azúcar.
Joslin Diabetes Center ha revelado mediante un estudio que las personas con altos niveles de grasa marrón poseen un metabolismo más rápido, mejor control de los niveles de azúcar y mayor sensibilidad a la insulina.

Esta grasa presente en nuestro cuerpo, decrece con la edad, por lo que para que realice su función es necesario activarla.

Métodos naturales para elevar tus niveles de grasa café

Con todos los beneficios que puede proveerte este tipo de grasa presente en tu cuerpo, seguramente te estarás preguntando como tener más de ella.

Aquí el método más popular y no invasivo que ha sido descubierto para su activación:

Exposición al frío:

Una investigación suiza encontró que los adultos que se exponen a temperaturas frías pueden activar los niveles de grasa marrón en su cuerpo. Como en nuestros países prácticamente no existe el invierno ni la temporada de frio, el estudio sugiere los siguientes pasos para activar su producción (desde el más fácil el más difícil):

- Coloca una bolsa de hielo (yo me coloco una bolsa de hielo en cubitos bien extendidos y separados dentro de la misma bolsa. Para que me queden extendidos, saco un poco y el resto lo extiendo bien. Luego me coloco una toalla y encima de esta pongo el hielo) en la parte alta trasera de tu espalda y pecho por unos 15 minutos con incrementos de hasta 30 minutos diariamente. Puedes hacerlo mientras ves la televisión, lees o escuchas algún audiolibro o música. Beber dos vasos de agua fría en ayunas cada mañana, ayuda al proceso también.

- Toma una ducha fría.

- Sumérgete hasta la cintura en agua fría por 10 minutos, 3 veces por semana. Puedes llenar tu bañera con cubos de hielo o en una piscina inflable para niños.

Lo que están diciendo algunas personas en foros de diabetes con quienes hemos compartido esta experiencia:

"Recuerdo haber visto un programa de televisión hace 30 años acerca de la grasa café de nuestro cuerpo. Explicaba el alto nivel de mitocondrias lo cual explica su color. Me sorprende no haber escuchado nada más acerca del tema hasta ahora".

Como te explicaba al principio, divulgar esta información no es conveniente para los gigantes de la industria que se lucran de este padecimiento. **Otros comentarios que encontré en los diversos foros que visité:**

"La azúcar procesada y las harinas de trigo son las culpables del estado energético en el que nos encontramos. Succiona toda la energía de la sangre y la acumula en células grasas cuando comes más azúcar. De repente te quedas sin energía y tu cuerpo a este punto está programado para pedirte más comida, por lo que pasas hambriento, guardando más energía en forma de grasas innecesariamente y haciendo tu metabolismo más lento".

"Yo descubrí como activar los niveles de esta grasa mediante la exposición al frío años atrás. Mi hija nació en Junio en Miami. Para nov-dic todavía no había perdido todo el peso extra que conlleva el embarazo. Me traslade a NJ y mi cuarto daba hacia un lado donde pasaba menos expuesta al sol. Las temperaturas eran frías y no había calefacción central. Me di cuenta que perdí todas esas libras extras como en 5 semanas. En verano aumente un par de libras. Por lo que comencé a dormir con a/c y desde entonces mantengo mi peso exponiéndome a temperaturas frías".

Inténtalo. ¿Qué tal si pierdes peso mientras mantienes tus niveles de azúcar en la sangra a raya?

Los productos y métodos enumerados arriba a mi me funcionaron siempre y cuando estuviese en control de mi tiempo, es decir en casa. El café me ayudó bastante porque desde joven no salía de casa al trabajo sin desayunarme con mi respectiva taza de café. Pero en especial me ayudó el método de generar grasa marrón para controlar mis niveles, ya que aparte me refrescaba, es muy económico, y puedes aprovechar a realizar otras actividades pasivas como leer o ver la televisión mientras te estas exponiendo al frio, ya que de esta manera no estás ansioso viendo pasar el tiempo.

Al principio duele un poco, pero cuando su cuerpo se va adaptando, se entumece rápidamente y ya no sientes dolor por el frío.

QUEDARTE EN CASA NO ES BARATO

Los productos y el método de generación de la grasa marrón en mi cuerpo me ayudaron a liberarme de las pastillas, al menos de la metformina. El asunto es que debía trabajar. Quedarme en casa me estaba volviendo loco, y estos productos y métodos arriba descritos me funcionaban porque estaba en casa, donde podía tener el control de mi alimentación y uso adecuado de los mismos. Pero al mismo tiempo me estresaba porque no ganaba lo suficiente, y en consecuencia a causa del estrés por la inactividad y la falta de dinero se me elevaban los niveles de glucosa y contrarrestaba así el efecto de los remedios. La de nunca acabar.

Y esto es lo que hace que se vaya por el caño cualquier método o régimen alimenticio que lleves. ¿Cómo controlar tu estrés? Este es el componente que dejan por fuera los médicos porque estos solo se concentran en los medicamentos que les dictan en su manual y seguir un régimen de dieta estándar que se lo dan a todo mundo, cuando cada individuo es diferente.

Me estresaba no ganar lo suficiente para seguir adelante en mi vida cómodamente. Mi familia me cubría lo básico, pero me dolía ver mi hijo crecer sin todas las cosas que con suficiente dinero yo le podía suplir, y no me sentía útil ni para mi casa ni para la sociedad. Trabajar en un ambiente corporativo con la presión laboral que ello implica, podía afectarme más. Tenía sentido, en un trabajo con horario regular, hay presión que genera estrés.

MI PUNTO DE QUIEBRE

Mi punto de quiebre sucedió cuando comenzaron a hincharse mis piernas. Concretamente en mi pierna derecha se me hacia una protuberancia del tamaño de un balón de futbol americano. Esta desaparecía después de pasar un par de horas acostado en mi cama con mis piernas hacia arriba apoyadas sobre la pared.

Me asusté mucho porque vino a mi cabeza aquellos días cuando estuve en el hospital y veía a todos mis compañeros de habitación con sus miembros amputados. Recordé haber visto ese tipo de inflamaciones ahí. Así que ya no tenía tiempo. En mi mente estaba contrarreloj, ya no podía estar con métodos naturales, porque estos llevaban mucho tiempo en hacer efecto, y con un mínimo descuido aumentabas tus niveles en minutos que luego costaba bajarlos en horas.

REENCONTRANDOME CON LA INSULINA NUEVAMENTE

Desesperado regresé al medico nuevamente, pero esta vez lo hice con un endocrinólogo, un médico cubano trabajando en nuestro país, el cual aseguraban era diferente a los demás médicos de la rama general porque ellos se especializan en el funcionamiento de las hormonas debido a que la diabetes es un desbalance hormonal, por eso ellos eran los indicados a llevar el tratamiento de los diabéticos.

Me puse en control con el medico cubano, y si note que su trato y tipo de revisión medica era diferente. Eras mas integral, preguntaba por tu salud en general, quiso conocer mi expediente medico en el desarrollo de mi enfermedad, y me preguntaba cosas acerca de mi alimentación y actividad sexual.

Su régimen de dieta era diferente, pero... iba con insulina de entrada nuevamente... Comenzaría con una combinación de insulina rápida para antes de los alimentos y la lenta para después. Me marché a casa ese día más desilusionado que antes. Eso, o el tener que inyectarme por mi cuenta. Nunca en mi vida me había inyectado, mucho menos con una aguja de media pulgada de largo (en ese entonces no existían en mi país las jeringas más reducidas que son llamadas "easy touch", agujas más finas, enceradas y menos largas que las otras).

Ese día llegué a casa y bebí un par de cervezas. Veía las jeringas y me tomaba otra. En algún punto tuve el valor de inyectarme, y seguí las sugerencias del doctor para hacerlo. Solo había visto como me inyectaban en el brazo, pero un principiante no adopta la postura ni técnica correcta para hacerlo. Decidí hacerlo sobre la parte baja de mi ombligo a unos cinco dedos de distancia y al lado derecho. Había leído que tenía que pellizcarme antes para introducir la aguja, pero no era más que levantar con tus dedos un poco de piel para ahí ponerla.

Lo hice, y... no sentí dolor ni molestia alguna. ¡Me engañaron! No es doloroso inyectarte con una jeringa para insulina, estaba feliz (o borracho). Me dormí tranquilamente ese día, las cervezas me habían causado una rica somnolencia y aproveché para dormir como un bebé.

Al día siguiente comprobé mis niveles: (270 mg/dl) y los consideré aceptables, considerando que había bebido de más la noche anterior. Me dispuse a inyectarme nuevamente para seguir el proceso, y... Sí que dolió esta vez. La noche anterior quizás por el efecto de la bebida no lo sentí, pero esta vez me enfrentaba al escenario real. Se me hizo un morete como el tamaño de dos dedos. Se me puso tensa esa área de la piel y me dolía. Recuerdo que mi hijo de 5 años me vió quejarme, con la jeringa en la mano como si de una pistola se tratase en manos de un suicida, y me preguntó asustado: Papi, ¿Te vas a morir?

Resultó desgarrador para mí, ver la carita triste de mi hijo con semejante expresión. Lejos de mami y, papi luchando por sobrevivir. Decidí que no podía seguir así. Llamé a mi esposa y le dije que volvería a trabajar, y que ella regresara a casa. Yo trabajaría nuevamente de mi profesión original como contable. Con la insulina descubrí que podía "controlar" mis niveles de glucosa si tan solo me ponía las dosis adecuadas según lo que comía. Es decir, si con la dieta necesitaba ponerme 10 unidades por las mañanas antes del desayuno, 10 a mediodía y 10 en la noche, podía ponerme un poco más sino guardaba esa dieta, y comía por ejemplo, arroz o espaguetis. Supuse que podía comer todo lo que quisiese siempre y cuando cubriera con la dosis de insulina lo que me elevaría mis niveles al comerlos.

Llegué a conocer muy bien cuánto me subía cada alimento mis niveles de glucosa, que mis dosis de insulina eran acertadas en un 90-95%. Por supuesto mi doctor me felicitaba y estaba alegre por mi "mejoría". Pero yo no le decía lo que hacía.

Armado con estos datos y "conocedor" del metabolismo en mi cuerpo, me reincorporé nuevamente al mundo laboral con todo y lo que ello implicaba, porque a mi manera, tenía "controlada" la diabetes. Llegué a conocer tanto los efectos de los niveles altos/bajos de glucosa en mi cuerpo que podía saber en qué momentos se disparaban mis niveles y en cuales se bajaban abruptamente con solo analizar mi estado de ánimo. Debido a que solo utilizaba de la insulina lenta, los picos entre bajadas y subidas eran bien inestables. Llegue a ponerme hasta 120 unidades de insulina en un día, si por ejemplo había alguna celebración en el trabajo y tenía que comer muchos carbohidratos. Gané peso nuevamente.

Pero mi Glicosilada me reportaba un 9%, lo cual significaba más o menos "buen control" en el estándar medico... nada más alejado de la verdad.

Una diabetes "controlada" con insulina, no es tener la diabetes controlada... Te lo explico sencillo, porque mi objetivo es que conozcas como controlé mi diabetes sin proponérmelo, pero para ello es necesario que conectes con mi historia para que lo comprendas mejor.

Nuestro cuerpo humano depende de la glucosa (el azúcar de la sangre). El combustible principal de nuestro cuerpo. Es lo que la gasolina es para los autos. Entonces, ¿Qué es la diabetes? Por definición es una condición donde nuestro cuerpo tiene exceso de glucosa. Es decir, más de 130 miligramos por decilitro (mg/dl). Yo sabía todo esto, y mantener mis niveles de glucosa en un rango aceptable en todo momento, a eso le llamaba "estar en control". Pero cada vez que nuestra glucosa pasa esa línea de los 130 mg/dl es como un auto pasando los 120 kilómetros por hora... Hay más riesgo de que tengamos un accidente. En nuestro caso destruye el cuerpo porque lo forzamos a trabajar más. Los riñones, la vista, la sexualidad, problemas al corazón, presión alta, amputaciones... toda esta destrucción comienza cuando nuestra glucosa rompe por así decirlo, la barrera de nuestro metabolismo.

Un control de diabetes verdadero debería ser de 130 mg/dl hasta 70 mg/dl pero sin medicamentos... (por debajo de los 70 mg/dl pasamos al otro lado de la moneda, los niveles bajos de glucosa). ¡Este si es control!

Pero los médicos nos venden la idea que "control" de diabetes es estar más o menos en esos rangos señalados arriba, pero con drogas y medicamentos... Eso de "tengo la diabetes controlada"— orgullosamente así lo proclamamos— debería ser "tengo la diabetes medicada"... Así que una diabetes controlada debería ser en el punto donde no necesitamos medicamentos, o casi no los necesitamos.

Porque los medicamentos significan, efectos secundarios empezando desde la perdida de la sexualidad, perdida de sensibilidad, y a partir de ahí comienzan a picarte por pedacitos, ya que todas las amputaciones, perdida de riñones, de la vista y las mayores afecciones de la diabetes, suceden cuando estas en, ¡control!

Estaba aterrado nuevamente. Lo que pensé era la solución y las barreras que había cruzado como el poder inyectarme a mí mismo y comer lo que quisiera (siempre y cuando cubriera los subidones de glucosa poniéndome más insulina), todavía no lo era. Leia y discutía casos en los foros de internet con personas que llevaban un "mejor control" y habían sucumbido ante algunas de las afecciones más comunes listadas arriba por la diabetes. Quizás mi relativa juventud era la razón por la que todavía estaba "entero" creo yo, pero pensaba que según avanzara mi edad, tendría que pasar por esas terribles complicaciones.

Metformina, Diabetal, Glucotrol estrangulan nuestro páncreas para que produzca más insulina. Es decir, como dicen en mi país, eso es tapar el sol con un dedo... Concluimos que diabetes controlada no es igual a diabetes medicada. Mi panorama cambió por completo. Mi hijo ahora de 6 años, estaba muy pequeño para que pudiese comprender una complicación de mi diabetes que me dejara inválido, que era a donde iba a llegar si seguía con ese sistema de control.

TOMANDO NUEVAMENTE LAS RIENDAS

Así que me preparé para renunciar a mi trabajo de 8 a 5 y regresar a casa, donde retomaría el tratamiento natural a base de hierbas y los productos que les hablé anteriormente. Con la dieta no habría problemas. Estaba resuelto esta vez que si piedras tenía que comer para controlar mi diabetes naturalmente, eso haría. Solo tendría que lidiar con el estrés. ¿Cómo le haría para controlarlo y que no me elevara mis niveles de glucosa?

Mis triglicéridos y colesterol andaban por las nueves, y mi creatinina según el parámetro medico ya había sobrepasado la línea en la que mis riñones comenzarían a fallar. Si una pierna hinchada me aterraba, la diálisis me paralizaba. ¡Ni pensarlo! Eso es revivir para volver a morir. No le daría esa carga a mi familia.

UN ENCUENTRO INESPERADO CONMIGO MISMO

Renuncié a mi trabajo y regresé a la agencia de empleos en la que toda la vida desde el comienzo de mi carrera profesional siempre me habían colocado en un trabajo. Esta vez buscaba algo parcial de medio tiempo o como consultor. Platicando con el dueño acerca de como marchaba el negocio, me comentó que eso de la diabetes era una epidemia a nivel mundial. Que era similar a la epidemia que enfrentaban sus solicitantes de empleo: la depresión por no encontrar empleo y quedarse en casa.

Conecté inmediatamente con este comentario, porque sabía lo que se siente en esos estados depresivos. Y mi solución para eso fue reincorporarme nuevamente al mundo laboral de 8 a 5 en aquel entonces.

Pero él estaba admirado conmigo y me dijo que yo era un ejemplo de persistencia y que tenía un buen testimonio para animar a esos muchachos a creer en ellos mismos nuevamente y enfrentar la vida con nuevos bríos, que si alguien como yo lo podía hacer, cuanto mas ellos que eran jóvenes y con buena salud.

Me sentí apenado porque, ¿Cómo iba a poder motivar a esos muchachos sino podía ni motivarme a mí mismo? Pero recordé las veces en las que me tocó estar en la misma posición que ellos de buscar un empleo y que te despacharan con la famosa frase "ahí le vamos a llamar". Recordé que en mis tiempos yo me había propuesto ser exitoso en mi carrera. A los 25 años era pura vida y ascendía como meteorito en mi carrera contable porque era atrevido, y cambiaba de trabajo seguido para ascender al siguiente nivel. A un nuevo trabajo solo me iba si era una posición más alta de la que tenía en el trabajo anterior. Siempre traté de ser más grande que mi puesto de trabajo.

Pero la recesión del 2008 a nivel mundial acabó con mi carrera, y emprendí varios proyectos en bienes raíces y construcción. En esta etapa de mi vida fue cuando enfermé. Pero esto no es lo que había visualizado cuando era joven, era optimista y el mundo no era rival para mí. Ahora era todo lo contrario. ¿Dios mío, que pasó con todos esos sueños, todas esas metas, toda esa energía que tenia de joven?

¿Qué pasó con lo que me propuse antes y que no pude conseguir y me encontraba hoy en un punto de partida un poco más que mediocre?

Repasé todos mis apuntes, todos mis sueños. Mis conversaciones, los sitios a los que viajaba, quienes eran mis amigos, con quien me rodeaba antes y ahora, y empecé a comparar. Estaba siguiendo el hilo de la madeja. Como pude hacer esto fue accediendo a mi cuenta de Hotmail que la he tenido desde siempre, y comencé a leerme toda la correspondencia de mi vida laboral y personal. Literalmente viajé en el tiempo. Antes era todo planes, puro desarrollo personal, metas y objetivos, diversidad de pensamientos... pero los últimos 8 años ¿Que fue lo que encontré? Pura negatividad, desesperanza, miedo, inestabilidad emocional, mal trato a mi familia psicológicamente... (me jactaba que no era un diabético que pasaba enojado como mi tío, pero si maltrataba psicológicamente a mi familia). ¿Y el responsable de todo esto? La Diabetes.

Buena parte de todo ese tiempo en mi mente, mis actividades, mi rutina, todo era pensar en diabetes. No hacia otra cosa más que estar lidiando con mi diabetes. Llegué a pensar que el primer tratamiento para esta enfermedad debería ser el psicológico. ¡Cuánto me hubiese ayudado a descubrir lo que pensaba la mayor parte del tiempo cuando inició mi enfermedad!

UN CAMBIO DE MENTALIDAD

Al dueño de la agencia de empleo le parecía que mi historia seria de motivación para esa gente desesperanzada que anda en busca de empleo. Pero yo no quería hablar de mi diabetes. Quería hablar de mis sueños antes de contraer la enfermedad y como le hacía para conseguir empleo cuando me tocaba buscarlo, así como lo estaban haciendo ellos. Cual era mi estado mental cuando lo hacía. Me dispuse a preparar una charla motivacional para estas personas, para levantarles el ánimo y que adoptaran un cambio de mentalidad cuando se enfrentaran a la dura realidad de comenzar la búsqueda de un trabajo. Recordé en mi época como lo hacía y esa era la energía que les transmitía. Me preparé con charlas motivacionales, comencé a leer nuevamente todos los libros que antes leía sobre motivación y liderazgo. Veía charlas y conferencias, estudié acerca del éxito y como alcanzarlo, como realizar un emprendimiento. Me devoré muchos libros sobre pensamiento positivo y buenos hábitos. ¡Tenía que dar el ejemplo!

UNA NUEVA FACETA EN MI VIDA

De repente me vi inmerso en esta nueva faceta de mi vida y quería ayudar a estos jóvenes. Sabía que los demás decían: "mira, no parece que tenga diabetes", pero yo no hacía caso a eso. La gente me felicitaba y me decía que bien me veía a pesar de mi diabetes. Cuando reunía a la gente para mis charlas motivacionales, ellos creían que yo aparecería con algo como: "Como aprendí a controlar mi diabetes" o "Como vencía a mi diabetes" o algo relacionado con la enfermedad. Pero yo no quería hablar de diabetes ni nada parecido. Quería motivar a las personas a ser persistentes, encontrar los objetivos de su vida, y a cumplir sus metas. La meta de mi público eran la de colocarse en un empleo. Entonces les decía: **"Jóvenes: Hoy comenzarán el trabajo más importante de sus jóvenes vidas. ¡Van a trabajar de buscar trabajo!**

—Así es, ya nada de levantarte tarde solo porque no estás trabajando. Nada de pasar viendo películas todo el día, ni Facebook ni WhatsApp, ni andar de tardecitas felices con los amigos. De mañana te levantarás normal y cada día que pase vas aprender una habilidad nueva. Un curso de Excel, de algebra, de oratoria, de contabilidad, lo que sea que te ayude en tu carrera y puedas presumir con seguridad en tus próximas entrevistas de trabajo. Vas a reinventarte nuevamente. Tú eres el gerente de tu propia empresa que se llama **"Busco Trabajo Inc."**—Así les decía, así les motivaba.

En esta nueva etapa de animar a los demás, comencé a tener unos temblores y hormigueos en mi cuerpo incontrolables—y no era por tener que hablar en público—, acompañados de un hambre atroz, hambre de náufrago.

Reconocí los síntomas de un bajón de azúcar. Cuando mis oídos tenían un pitido de lo más molesto que hay en el mundo—después de un dolor de muelas— sabía que mis niveles de glucosa iban superando la barrera de los 300 mg/dl y contando para arriba. Cuando al juntar mi dedo pulgar con mi dedo índice los sentía "dormidos" o acalambrados, mis niveles de glucosa iban en picada y bajando a partir de los 110 mg/dl. Pero cuando el descenso comenzaba de los 85 mg/dl para abajo, era momento de atragantarme con lo encontrara porque literalmente me "desmayaba" del hambre y mi cuerpo temblaba incontrolablemente.

Aunque mis bajones, eran muy raros, debido a mi nuevo y ajetreado estilo de vida viajando de aquí para allá, pensé que se me había pasado la mano con las unidades de insulina o no comía lo suficiente. Desde mi vuelta al trabajo y para ese entonces en el tiempo en que dictaba las charlas, era normal para mi inyectarme 30 unidades por la mañana, 30 a mediodía y otras 20 en la noche, comiera lo que comiera. Lo hacía por costumbre. Así que comencé a bajar las dosis. Pero me pasaba lo mismo. Tenía bajones de glucosa.

Y los tenía con más frecuencia de lo "normal". Por momentos llegué a pensar que la insulina me estaba haciendo daño. Mi teoría era que si antes utilizábamos una insulina que se obtenía del ganado bovino y porcino (vacas y cerdos) y aun así funcionaba, ¿Cuánto mas no lo haría la que usamos actualmente que con la tecnología y nuevos descubrimientos han replicado exactamente la que produce nuestro cuerpo? Pero también me ponía a pensar en la cantidad que yo me ponía.

DESPIDIENDOME DE LA INSULINA

Así que llegué a reducir mis inyecciones de 80 a 30 unidades por día. Leyeron bien. ¡Por día! Una sola inyección de 30 mg/dl desde la mañana y hasta el día siguiente. Esa es la cantidad que me inyectaba solo en las mañanas antes del desayuno cuando trabajaba a tiempo completo. Aun así, con tan "poca" insulina que me ponía llegaba por las tardes a casa con niveles entre 130 mg/dl a 110 mg/dl. Hoy si estaba empezando a sospechar. Me hice el examen de Hemoglobina Glicosilada. El resultado: 7%. Mi esposa vio los resultados primero, y solo alcanzó a enviarme un mensaje que decía: "!Ya no tenés diabetes!" Antes era del 14% sin control y después de la terapia con insulina era del 9%, pero me ponía insulina hasta en los ojos. Así que ahora por debajo del 8% y poniéndome muy poca, era todo un caso de éxito.

Pero no me confiaba. Un familiar cercano que padecía de niveles altos de glucosa como el mío, (aunque él cuando llegaba a 300 mg/dl lo hospitalizaban, pero para mí ese resultado era andar de lo más normal) fue sanado milagrosamente en una iglesia. Así lo proclamó él por fe. Dejó todos los medicamentos y se animó muchísimo, tuvo un gran cambio, se le veía más animado y con otro semblante, hasta viajó a la USA a visitar a su hijo en donde murió de un infarto. No se sabe si de la alegría de volver a ver a su hijo o por haber abandonado sus medicamentos.

Empecé a checar mis niveles más que nunca. De todas maneras era experto en checarme mis niveles de azúcar y tomar apuntes del efecto por cada tipo de alimentos. Un día que amanecí con 127 mg/dl, me atreví incluso a no ponerme nada de insulina ese dia—un día que se me dispararan los niveles estaba seguro que no me iba a matar—, me desayuné con dos huevos duros y tortillas, café sin azúcar, me almorcé un subway de pavo con pan integral, llegué a casa y: ¡119 mg/dl!

¿Como era posible? Ni cuando pasaba en casa siguiendo horarios, plan de ejercicios, dieta y medicamentos había logrado semejantes niveles. ¿Será que ya me voy a morir? El recuerdo de lo que le pasó a mi pariente me puso en alerta y no me confié. Ahora me checaba mis niveles más seguido que antes. Ya no gastaba tres botes de insulina al mes, sino que tres botes de tiras reactivas para checarme mis niveles de glucosa en el mismo periodo de tiempo.

En esta etapa de control—sin proponérmelo— noté que comenzaba a subírseme los niveles y pasaban un poquito arriba de los 200 mg/dl. De repente se me ocurrió que, al pensar nuevamente en la diabetes, esta volvía a tomar control de mi metabolismo. Era lo que le enseñaba a mi público, a mantener su mente enfocada en la búsqueda de trabajo.

Yo mantenía la mía concentrada en charlas de positivismo y lecturas acerca del éxito. Y ahora regresaba a pensar en la diabetes. ¿Será que dejar de pensar en la enfermedad, cura? ¿Será esa la explicación de los milagros que suceden a las personas que se curan milagrosamente, tener fe en que han sido sanados?

Empecé a comprender que, si eres disciplinado en lo que haces, comenzarán a ocurrir los milagros. En cualquier faceta de tu vida que lo pongas en práctica. A fin de poder dar el ejemplo a las personas que motivaba, tuve que adoptar buenos hábitos y ser disciplinado para cumplirlos. Y por supuesto, también ocupamos la visión y la fe, porque si lo hemos hecho antes y otros lo hicieron, nosotros también lo podemos hacer.

Se requiere de disciplina para tomar control de tu salud nuevamente. Tu visión y fe sin la disciplina, no te servirá de nada. Yo leí mucho sobre como curar mi diabetes. Y creo firmemente que controlarla sin medicamentos es posible. Pero hay que seleccionar los alimentos cuidadosamente y seguir el régimen de dieta acorde al índice glicémico de los alimentos. Debes hacer ejercicio y tomar tus suplementos vitamínicos a tiempo. Beber mucha agua y todo lo que conlleva un régimen para mantenerte saludable. Todo esto es pura disciplina. Visión y fe para saber a donde te diriges y ocupar tu mente en ese objetivo, lo que te permitirá alejarte de las preocupaciones que ocupan tu mente todo el día cuando estas con diabetes. Al principio costará trabajo no pensar en tu enfermedad, por eso tu visión tiene que ser mas grande que lo que te afecta para que puedas seguir adelante.

En mis diversas lecturas de libros motivacionales para motivarme a mí mismo y a los demás, repasé las citas siguientes de grandes eruditos y autores de desarrollo personal:

Disraelí: Todo llega si uno simplemente espera

Emerson: Un hombre es lo que piensa todo el día

La clave del éxito: Toda persona se convierte en lo que piensa

Marco Aurelio, (gran emperador romano): La vida de un hombre es lo que sus pensamientos hacen de ella.

¡Eso era! Te conviertes en lo que piensas. Si pasé 8 años de mi vida pensando en la Diabetes, ¿En que me convertí? ¡En un diabético! Era puro diabetes. Al dar charlas motivacionales, cambié mi manera de pensar, y por ende, no le di lugar a la diabetes a formar parte de mis pensamientos.

Nuestras neuronas se renuevan cada 30 días. Pero las que nacen, vienen con la información que heredan de las que mueren, y si estas heredaron a las células nuevas la información hereditaria de nuestra forma de pensar actual, ¿Qué nueva forma de pensar nos traerían nuestras neuronas recién nacidas? ¡La misma!

Pero al cambiar mi mentalidad, y sostener por un tiempo estable mi actitud mental positiva, nuevas neuronas nacieron y estas ya no recordaban nada de mis pensamientos sobre la diabetes. Fíjate que cuando volví unos breves días a pensar sobre la enfermedad, mis niveles volvían nuevamente a incrementarse.

LA PARTE CIENTIFICA DE MIS CREENCIAS

Pero esto que me pasó debería tener un sustento científico. Cualquiera si se lo propone puede seguir una dieta. Pero a causa del hambre que te provoca seguir una de estas dietas, te estresas. Y ese es el componente que no puedes controlar. El estrés. Es tu peor enemigo cuando comienzas con esta enfermedad. ¿Y a donde va a impactar todo ese estrés?

la diabetes es un trastorno emocional. No es una enfermedad, es un síntoma. Es un síntoma que avisa a tu cuerpo que lo estás saturando de alimentos que tu cuerpo ya no tolera más. Pero, como no nos vamos a sentir estresados si pasamos todo el tiempo preocupados por:

- Sentirnos **preocupados** por las complicaciones de la diabetes a largo plazo...

- Complicaciones sociales a causa **de la diabetes...**

- Sentirnos **harto de las inyecciones** diarias de insulina y de los pinchazos en los dedos...

- Enfrentarnos a un 80% de riesgo de morir por una **enfermedad cardíaca** o un **derrame cerebral...**

- Sentir **temor o culpa** por las complicaciones que le generas a tu familia a la hora de las comidas... ¡para ti es una comida diferente!

- Sentirnos preocupados de no ser capaz de **perder peso**, el cual ganas y mantienes debido a la medicación...

- Sentirnos **abrumados por el cuidado diario** y la vigilancia que la enfermedad requiere...

- Hacer frente a los **"efectos secundarios" de los medicamentos...**

¡Pero es un aviso nada más! Cuando nos diagnostican con la famosa pre-diabetes, es el momento donde deben trabajar psicológicamente con el afectado, en vez de que el medico corra a meterte miedo con los medicamentos.

De hecho, los médicos no tienen ni idea de donde proviene la diabetes o cuál es su origen, pero de todas maneras te despachan con tu mega-receta para "controlarte". Tu bolsillo quizás.

Algo bueno que conseguí de todos los libros y audios que compré para revertir la diabetes (con unas dietas que hacerlas son más caras que combatir la propia enfermedad), fue descubrir el origen de este desbalance metabólico. Te lo explico con esta analogía, otra vez poniendo como ejemplo un automóvil:

Imagina que tu cuerpo es un automóvil, que fue diseñado para funcionar con combustible orgánico completamente natural. El auto es una máquina que vive y respira, no muy diferente al cuerpo humano. Durante 2 millones de años, este auto ha estado utilizando combustibles, tales como:

Agua, hierbas, semillas, frutos secos, hortalizas, plantas, raíces, cereales... y ahora, ¿Qué tipo de combustible le pones?

Azúcar, dulces, galletas, papas fritas, grasas y aceites, químicos por las comidas enlatadas, pesticidas por las frutas y hortalizas que comes, café, chocolate, gaseosas para tener energía en el trabajo, y para relajarte por tanto estrés, alcohol, cigarrillos y drogas...

¿Qué crees que le pasará a este vehículo? Claro, ¡Se descompone!

Veamos como se descompone o se desajusta tu cuerpo debido a esta sobrecarga de malos alimentos:

El páncreas es un órgano vital en nuestro cuerpo, cerca del estómago. Su función principal es producir la hormona llamada *insulina*. Los carbohidratos estimulan la secreción de insulina más que cualquier otro componente de los alimentos. Es decir, la mayoría de todos esos "alimentos" listados arriba...

Los hidratos de carbono de absorción rápida (hay también hidratos de carbono de absorción lenta) en nuestros alimentos, significan que el páncreas tiene que esforzarse más, y por lo tanto producir más insulina. Si el páncreas es sobre estimulado durante un largo período de tiempo, puede llegar a "agotarse".

Tu páncreas puede también verse comprometido si es inundado por los ácidos, ácidos que no sólo provienen de los hidratos de carbono de absorción rápida que consumimos, sino también de los azúcares, del exceso de grasas, ácido contenido en alimentos y ácido úrico (muy comunes en nuestra dieta moderna), ya que siguen del estómago _directamente_ al páncreas.

Cuando millones de personas alrededor del mundo comienzan a experimentar los mismos problemas de salud, algo realmente está mal.

Algo está desequilibrado, y nunca es un **"una casualidad"**.
Lo que los científicos han descubierto ahora es que... la _"Causa Fundamental"_ de la diabetes es que su páncreas comienza a enfermarse como consecuencia de los <u>ácidos</u>: azúcares, carbohidratos, grasas saturadas, ácido úrico, y muchas comidas "naturales" cargadas con glutamato monosódico (MSG), organismos modificados genéticamente (OMG) y Jarabe De Maíz Con Alta Fructuosa (todos muy comunes en nuestra dieta moderna).

La Mayoría de los Alimentos en Nuestra Dieta Moderna Están Llenos de Ácidos, Carbohidratos, Azúcares y Grasas "Destructoras del Páncreas"

Debido a que el páncreas es el siguiente **"eslabón"** después del estómago en la **"cadena"** de la digestión, <u>cualquier cosa que coma va directamente a este delicado órgano</u>... Así que en vez de digerir el alimento y producir insulina... su páncreas se convierte ahora en un **"órgano de choque"**. **La infantería de nuestro ejército, la primera línea de defensa de todo aquello que ataca a nuestro metabolismo.**

Lo que significa que...

Su Páncreas Tiene Que Absorber y Neutralizar Todo El Ácido En Exceso Que Nuestra Alimentación Moderna Deposita En Él.

Aquí es cuando desarrollas la **"pre-diabetes"** y... comienza el principio de esta historia, que la terminamos de complicar cuando nos estresamos, y claro, el estrés se encarga de darnos ese empujoncito de **pre** a **diabético...**

El estrés por no saber las implicaciones que la diabetes nos puede causar a largo plazo, es un conflicto que nuestra mente no puede resolver.

Ahora bien, resuelto el problema de la alimentación, nos quedamos solo atacando el estrés. ¿Funcionará para todos lo que me ha funcionado a mí? Seguro que no es solo de leer libros emocionales y olvidarte de la enfermedad, en definitiva, tienes que hacer algo. Talvez tu no puedas dedicarte a dictar charlas motivacionales para no pasar todo el día pensando en la diabetes.

Pero, ¿Y si aprendes algo? ¿Qué tal si emprendes un negocio? Asistir a una charla motivacional, conferencias de negocios, cursos de desarrollo personal. ¿No trabajas, y pasas todo el día en casa al cuidado de los niños? ¿Qué sabes hacer? ¿Qué es lo que más disfrutas o disfrutabas hacer? ¿Estás totalmente desmotivado/a que no quieres hacer nada?

¿Qué tal si lo intentamos juntos y creamos la comunidad más grande del mundo para apoyarnos mutuamente y darnos ideas entre sí de cómo podemos hacer para liberarnos del estrés que nos produce la diabetes? ¿Qué tal si emprendemos un negocio juntos para ayudar a millones de personas como nosotros que un tiempo estuvimos entre las garras de esta enfermedad emocional? ¿Qué tal si creamos un movimiento global de NO más a la diabetes ni al sistema farmacéutico mundial que apoya y está a favor de que pasemos más enfermos para que ellos se lucren más? ¿Qué tal si tu nuevo proyecto de vida, tu visión y propósito sea la de ayudar a otras personas que están pasando lo mismo que tú? ¿Aceptas el reto? Sé el primero de este movimiento, unámonos en esta fanpage:

https://www.facebook.com/diabetesbiodescodificacion

EL RETO DE LOS 30 DIAS: PENSAMIENTOS LIBRES DE DIABETES

Puedes llevar una dieta con bajo índice glicémico (ver el índice glicémico de los alimentos aquí) seguir tu régimen de ejercicios y checarte tus niveles de glucosa periódicamente, aunque los mantengas estables. Con disciplina y buenos hábitos lo puedes cumplir. También puedes visitar a tu médico de cabecera y hacerte exámenes periódicos para controlar el estado general de tu salud.

Pero, ¿Y los pensamientos negativos como los erradicamos de nuestra cabeza? Es lo que nos falta para evitar que el estrés nos de al traste con todo nuestro programa para controlar nuestra diabetes naturalmente.

Piensa en esto: Vivimos en una época dorada, en la que la tecnología y los grandes avances científicos han creado las condiciones en nuestra sociedad para mejorar nuestras vidas. Es una época soñada por la humanidad desde hace siglos, cuando solo podían concebir en su imaginación los grandes logros que ahora tenemos. Y todos, todos queremos ser exitosos en algo. Si pudieras volver en retrospectiva 20 años atrás en tu vida, te darías cuenta que en aquel entonces tus pensamientos de cara al futuro eran muy distintos al estado actual en que te encuentras. La experiencia que hemos venido acumulando desde entonces no nos ha servido en nuestras vidas actualmente para ser libres financieramente, gozar de buena salud, tener nuestro propio negocio y todo aquello que nos habíamos propuesto cuando éramos jóvenes.

¿Qué paso con toda esa energía, planes y metas que teníamos? Fueron succionadas tal cual un torbellino arrasando por una ciudad, y las circunstancias externas es lo que ahora nos moldea. Cuando antes nosotros creábamos nuestra propia realidad, ahora son las causas externas que moldean nuestros pensamientos. ¿Tenemos diabetes? Entonces tenemos problemas y actuamos en consecuencia de lo que nos afecta en el momento.

Es por eso que este reto consiste en crear nuestra realidad. Nuestro futuro está a un instante. Predecir nuestro bienestar o lo que quisiéramos lograr mediante la concentración y enfoque sostenido de nuestros pensamientos solo en esa meta, en ese objetivo.

Si, ¡Vamos a retomar esas metas nuevamente! Si quieres empezar de nuevo, esta bien, pero vamos a seleccionar una meta, un objetivo para este reto de 30 días.

Para que comprendas por donde va el reto, lee nuevamente lo siguiente:

Disraelí: Todo llega si uno simplemente espera

Emerson: Un hombre es lo que piensa todo el día

La clave del éxito: Toda persona se convierte en lo que piensa

Marco Aurelio, (gran emperador romano): La vida de un hombre es lo que sus pensamientos hacen de ella.

¿Me captas la idea?

Si piensas que vas a ser bueno, serás bueno.

Si piensas que vas a ser un buen esposo(a) lo serás.

Si piensas que serás un buen empleado/comerciante, es seguro que lo lograrás.

Si piensas en ser un mejor padre/madre, lo serás.

En la Biblia, en **Marcos 9:23** dice:

Jesús le dijo: Si puedes creer, al que cree todo le es posible.

Esta afirmación dada por Jesucristo, te revela por el contrario, que el que piensa negativo, tendrá resultados negativos. Y si piensas en términos positivos, tendrás resultados positivos. Cree y triunfarás. Cree y prosperarás. Cree y lograras todo lo que te propongas.

El Dr. Norman Vicent Peale dijo respecto a este versículo de la biblia: "Esta es una de las leyes mas grandes del universo, realmente deseo haberla descubierto en mi juventud pero la encontré mucho mas tarde en la vida, y me pareció que era uno de mis mas grandes descubrimientos fuera de mi relación con Dios.

William Shakespeare: Nuestras dudas son traidores, y nos hacen perder el bien que a menudo podríamos ganar por el temor a intentarlo.

Bernard Shaw: "La gente siempre está culpando sus circunstancias por lo que son, yo no creo en circunstancias. Las personas que triunfan en este mundo son las personas que se levantan y buscan las circunstancias que quieren y sino las encuentran, las crean.

Entonces, toda persona se convierte en lo que piensa. Y por aquí va el reto: Si estás pensando en una meta concreta y valiosa la vas a lograr, ¡Porque eso es en lo que estas pensando!

Cuando yo no tenía metas ni objetivos y solo pensaba en mis problemas relacionados a la diabetes, no sabia a donde ir ni a donde quería llegar, mis pensamientos eran confusos, de miedo, desesperanza, ansiedad, pesimista de cara al futuro, y preocupación. **¡Mis pensamientos me estaban matando no mi diabetes!** Mi vida era toda frustración, no pensaba en nada, por consiguiente me estaba convirtiendo en un don nadie.

Ahora, ¿Porque te pido encarecidamente que aceptes este reto? Y antes de que lo sepas, quiero explicarte como lo vas a lograr. Imagínate que tu mente es como una tierra fértil, que esta lista y preparada para ser cultivada. El agricultor puede sembrar en ella lo que quiera. ¿Crees que a la tierra le importa lo que vayan a sembrar en ella? Depende del agricultor, ¿Correcto? Y la tierra va a producir lo que le siembren. Del agricultor dependerá si le siembra maíz a la tierra fértil que es como tu mente, o le siembre una enredadera. La tierra producirá en ambos casos lo que le planten.

¡Pues así es tu mente! Te va a dar lo que le plantes. Si pensamientos buenos, éxito, pensamientos malos, entonces nos devolverá fracasos. Nos va a devolver el fruto de un objetivo concreto que valga la pena, o nos va a devolver confusión, malos entendidos, temor, ansiedad, etc. Pero siempre vamos a cosechar lo que en ella plantemos.

El reto es este: Decide que es lo que verdaderamente quieres y plántalo en tu mente por 30 días (Advertencia: No será fácil)

Te aseguro que esta será la decisión más importante que hagas toda tu vida. No se puede lograr nada sin pagar el precio. Los resultados que vas a obtener de este reto de 30 días van a ser en proporción directa al esfuerzo que hagas para lograr el objetivo.

Para ser un médico, hay que pagar un precio de años largos y difíciles de estudios. Si queremos controlar nuestras vidas debemos controlar nuestros pensamientos.

¿Quieres ser un mejor vendedor o empleado en tu trabajo? ¿Quieres desempeñar importante funciones dentro de tu empresa? ¿Quieres emprender un negocio desde casa, costura, bisutería, preparado de encurtidos, mermeladas, comida? ¿Quieres llevar una vida mas saludable, liberarte del estrés y el negativismo? ¿Quieres ser mas positivo(a) en la vida? ¿Quieres tener controlada tu diabetes (o cualquier otra enfermedad) de manera natural?

Pues todo lo que tienes que hacer es plantar esa semilla en tu mente **¡Por 30 días!** Durante todos estos días, después de plantarla, cuidarla, con la mira puesta en tu meta y esa meta se convertirá en una realidad. Si lo haces, no hay manera para que no se pueda convertir en realidad. Piensa en este objetivo de una manera tranquila y relajada. Visualízate a ti mismo como si ya tuvieses lo que quieres. Con los ojos de tu mente imagínate las cosas que harías una vez hayas alcanzado tu meta, como te sentirías, como te divertirías, ¿Que tan feliz serias?

Dile adiós a esta era de las pastillas para dormir y adelgazar, la era de las ulceras y el estrés, la era de la diabetes y la obesidad, solo debes tener mente durante estos 30 días para tu única mente y objetivo. Somos lo que pensamos. Estamos donde estamos porque realmente ahí hemos pensado que estaríamos. Cada uno de nosotros viviremos los frutos de nuestros pensamientos. Lo que pensamos hoy, mañana, dentro de un mes o un año determinará nuestro futuro.

Te espero en nuestra fanpage, para que comentemos tu progreso:

https://www.facebook.com/diabetesbiodescodificacion